AF319205

CONSEILS

D'UN DENTISTE

AUX GENS DU MONDE,

Par M. E. DELCAMBRE,

Chirurgien-Dentiste.

———◦———

PARIS,

CHEZ GERMER-BAILLIÈRE,

RUE DE L'ÉCOLE-DE-MÉDECINE, 13.

ET CHEZ L'AUTEUR, BOULEVARD DES ITALIENS, 20.

———

1841

CONSEILS

D'UN DENTISTE AUX GENS DU MONDE,

PAR M. E. DELCAMBRE,

Chirurgien-Dentiste.

Paris, Imp. de Bureau, rue Coquillière, 22.

AVERTISSEMENT.

L'opuscule que nous livrons à la publicité n'est que le prélude d'un traité complet sur les moyens mécaniques employés par les dentistes modernes pour remplacer la perte des dents naturelles, et sur la différence des systèmes mis en usage par les dentistes français, comparés à ceux des dentistes étrangers.

Cet ouvrage, auquel je travaille depuis plusieurs années, et qu'un long séjour en divers pays étrangers m'a mis à même de poursuivre, offrira, je l'espère, quelques observations curieuses et utiles à mes confrères. Mais aujourd'hui cet opuscule a simplement pour but d'éclairer les gens du monde sur les soins à donner aux dents, depuis l'enfance jusqu'à la vieillesse, c'est-à-dire sur les moyens de prévenir les maladies de ces organes, de combattre ces mêmes maladies quand elles sont venues, et de réparer les désordres qu'elles ont occasionés. Pour ce qui est des moyens mécaniques, j'établirai seulement quelques comparaisons sur les nouvelles dents minérales incorruptibles, qui suffiront pour faire reconnaître leur supériorité sur tout ce qui a été fait jusque aujourd'hui.

Afin d'être facilement compris de tout le monde, nous nous abstiendrons de traiter des sujets que les hommes de l'art seuls sont aptes à comprendre, et pour le peu que nous dirons, nous serons méthodique.

D'abord, pour ne pas nous écarter du but que nous nous sommes proposé, nous ne parlerons que des maladies qui, par leur nature, peuvent souvent être évitées par les soins et les précautions, et auxquelles on peut presque toujours porter remède en s'y prenant à temps.

La carie des dents et la formation du tartre seront le sujet de cette brochure, et en parlant de ces deux maladies, qui sont celles qui le plus communément attaquent l'organe dentaire, par des explications simples et faciles à comprendre, nous tâcherons, en passant, de détruire, si cela est possible, divers préjugés établis sur les opérations que les dentistes pratiquent généralement pour les combattre; préjugés dont l'origine, sans doute, remonte à plusieurs siècles, et qui, au lieu de s'éteindre par le temps, se transmettent de génération en génération, et existent encore aujourd'hui avec autant de force qu'autrefois, même parmi des personnes instruites, lesquelles personnes ne s'étant jamais donné la peine de les approfondir, répètent ce qu'elles ont entendu dire, sans y réfléchir davantage, et deviennent ainsi elles-mêmes propagatrices de préjugés aussi nuisibles qu'absurdes, en leur donnant une nouvelle force d'autant plus grande, qu'elles sont connues pour éclairées.

CONSEILS

D'UN

Dentiste aux Gens du Monde.

ORGANISATION DES DENTS.

Première Dentition.

Les dents sont sans contredit au nombre des organes qui contribuent le plus à composer la beauté du visage, car assurément il n'est pas de beauté possible sans leur secours, quoique par leur nature nous soyons exposés à en être privés à tout âge.

Cette particularité si désavantageuse , qui n'existe pour aucun autre organe, a dû pousser les hommes à chercher auprès de l'art des ressources pour la contrebalancer. Aussi, les dents sont les organes pour lesquels l'art possède le plus de moyens de conservation, et les seuls dont la perte peut être réparée avec quelque avantage, par des moyens factices. Il faut donc chercher à les préserver des maladies et des accidens qui peuvent nous les faire perdre, avec d'autant plus de soin qu'elles sont moins favorisées.

Avant de parler des moyens pour y parvenir, bien que notre intention soit d'éviter autant que possible d'aborder la partie scientifique de l'art du dentiste, pour l'intelligence de ce qui va suivre, nous donnerons cependant ici une description succincte de l'organisation des dents.

Nous regardons comme un cas exceptionnel les enfans qui viennent au monde avec une ou plusieurs dents. Ce n'est généralement que vers l'âge de six ou sept mois que les dents commencent à percer, quelquefois plus tôt, quelquefois plus tard, selon que les enfans sont plus ou moins forts; on en voit même à qui les dents ne paraissent qu'à l'âge d'un an ou quinze mois. Du reste, rien ne varie plus que l'époque de la sortie des dents : celles de devant sortent les premières, d'abord à la mâchoire inférieure, ensuite à la supérieure; puis, de chaque côté des dents du milieu sortent successivement les dents latérales, jusqu'au complément de la première dentition, appelées communément dents de lait. C'est généralement vers l'âge de deux ans que la première dentition se trouve achevée : cette première dentition se compose de vingt dents, dix à chaque mâchoire.

Il faut bien observer que cette première dentition ne se compose que de vingt dents seulement, et que, par conséquent, toutes les dents qui en augmenteront le nombre appartiendront à la seconde dentition, c'est-à-dire que ce sont des dents qui viendront à la suite des dents de lait, à mesure que la mâchoire se développera, et non en remplacement des premières, puisqu'elles n'auront jamais existé au dessus du nombre de vingt. Ces dents, ainsi que celles qui viendront en remplacement des vingt qui existaient avant leur sortie, ne sont jamais remplacées quand elles viennent à tomber, ou si l'on en fait l'extraction.

Je m'appesantis sur ces détails pour éviter des erreurs qui se commettent tous les jours, faute de se rendre compte des dents de chaque dentition, car il n'est pas rare de voir des personnes mener chez des dentistes des enfans pour leur faire extraire des dents de la seconde dentition, persuadées qu'elles devront être remplacées, et cela parce qu'elles ont remarqué que c'étaient des dents qui n'étaient pas encore tombées, sans réfléchir qu'elles ne faisaient point partie des vingt premières.

La formation des dents de la première dentition occasionne presque toujours de graves dérangemens dans la santé des enfans, car, pendant que les dents se forment et s'accroissent, leur corps, en grossissant, écarte les parois de l'alvéole et divise la membrane du germe, de sorte que les enfans éprouvent alors des douleurs plus ou moins vives, qui causent souvent des accidens très dangereux , tels qu'une fièvre violente et des convulsions, dont les suites sont quelquefois mortelles.

L'art du dentiste est pour ainsi dire insuffisant pour remédier à ces premiers accidens; il faut alors avoir recours à un médecin éclairé. Du reste, la première dentition doit être considérée comme ayant très peu d'influence sur la seconde : aussi, lorsqu'un enfant aura de très vilaines dents de lait, il ne faut pas en augurer que celles qui viendront les remplacer seront de même: souvent, au contraire, on voit l'enfant dont la première dentition a été mauvaise avoir de très belles dents à la seconde.

Mais les soins du dentiste deviennent utiles et même indispensables à l'époque de la seconde dentition.

Seconde Dentition.

C'est vers l'âge de six à sept ans que la seconde dentition commence; les incisives, les canines et les molaires de lait tombent à peu près dans le même ordre qu'elles sont venues, et sont remplacées par le même nombre de dents, plus fortes et plus belles. Il perce ensuite quatre nouvelles dents, deux en haut et deux en bas, et toutes rangées à côté de celles qui ont paru les dernières. Il en vient quatre autres à l'âge de onze ou douze ans, et quatre autres encore à dix-huit ou vingt.

Ces quatre dernières sont celles qu'on appelle communément dents de sagesse; quelquefois ces mêmes dents ne paraissent qu'à vingt-cinq ou trente ans, quelquefois plus tard, et même jamais.

Ainsi donc, quand la seconde dentition est entièrement achevée, la bouche doit se trouver garnie de trente-deux dents.

DÉRANGEMENT DES DENTS

DANS L'ENFANCE.

Moyen de le prévenir.

Combien de personnes dont les dents, d'ailleurs assez belles, sont si mal en ordre, qu'elles en sont défigurées, qu'elles ne peuvent ouvrir la bouche sans faire apercevoir cette difformité? Ces dents sont toutes les unes sur les autres; les extrémités de celles-ci sont tournées vers le palais, et les extrémités des autres vers la lèvre, qu'elles repoussent en dehors. Outre le désagrément qui résulte de ce désordre, quand on parle ou qu'on rit, la langue se trouve gênée, la prononciation n'est plus libre, et souvent même cette simple difformité suffit pour donner un air ridicule.

De plus, ces dents trop ramassées ou trop serrées se gâtent aisément et s'ébranlent de même, parce qu'elles ne sont pas plantées assez profondément dans l'épaisseur de la mâchoire, et que,

ayant été gênées au moment de leur développe-
ment, leur organisation intérieure se trouve im-
parfaite; les vaisseaux qui conduisent les sucs pour
les alimenter s'y trouvant plus à l'étroit, sont plus
susceptibles de s'obstruer que dans une dent qui
se sera facilement développée. Ce désordre provient toujours du peu d'étendue de la mâchoire,
dont le contour ne se trouve point proportionné
au volume des secondes dents, pour peu qu'il n'y
ait pas d'accord parfait entre le nombre des dents
qui sont tombées avec le nombre de celles qui sortent pour les remplacer, d'autant qu'il faut remar-
quer que les dents de la seconde dentition sont
toujours plus grandes et plus larges que celles de
la première.

Ainsi, lorsque les dents viennent mal arrangées,
c'est uniquement parce qu'on néglige de leur
donner la place convenable à mesure qu'elles sortent, en ôtant les dents de lait qui les gênent. En
effet, si, à mesure que les incisives se renouvellent,
on a soin d'enlever les dents de lait qui les embar-
rassent et occupent une place inutile, ces incisives,
en s'alongeant, s'arrangent d'elles-mêmes et rem-
plissent à la fin le vide laissé par les dents de lait.
Si une canine se renouvelle avant une petite molaire, celle-là ne trouve plus de place, à moins que
celle-ci ne soit préalablement extraite : ainsi la
canine percera hors de rang. Mais si on la met à
son aise en sacrifiant la petite molaire, elle se pla-
cera d'elle-même en occupant à la vérité une par-

tie de la place qu'a laissée sa voisine. Quand la petite molaire se renouvelle, si elle n'a point assez de
terrain, il faut ôter la dernière molaire de lait, et
alors elle trouve à se bien placer; lorsque cette dernière à son tour vient aussi à se renouveler, comme
elle est beaucoup plus étroite que sa devancière, et
que, d'un autre côté, la mâchoire ne laisse pas que
de s'étendre pendant tout ce renouvellement, elle
trouve ordinairement assez de place.

Pour procurer un bel ordre aux dents, il suffi-
rait que le dentiste chargé de gouverner la bouche
d'un enfant le prît de l'âge de sept ans (c'est le
temps où les dents commencent à se renouveler)
jusqu'à quatorze ou quinze ans, et qu'il eût soin
de la visiter seulement tous les trois mois. En ob-
servant ce que j'ai marqué, il serait en état de
donner un bel arrangement aux dents, et l'on éviterait d'employer les fils, les plaques et les autres
instrumens qui servent à les redresser, moyens
bien plus douloureux et plus fatigans que la simple
extraction des dents qui nuisent à l'arrangement
des autres. Les dents, une fois bien arrangées et
mises à leur aise, ne se gâteraient pas dans leurs
interstices, comme elles font souvent quand elles
sont trop serrées les unes contre les autres.

Je reviens au principe et je dis que rien n'est
moins à négliger en tout état que la bouche des
enfans; veut-on leur conserver les dents saines et
dans un bel ordre, il faut qu'un habile dentiste
examine attentivement les progrès de la dentition

et qu'il la conduise. Il reconnaîtra la disposition des mâchoires dans le temps que les dents se renouvellent. Par l'étendue des mâchoires et par le volume des dents, il jugera de l'arrangement que celles-ci peuvent prendre, et il dirigera cet arrangement soit en ôtant les dents de lait qui pourraient nuire aux secondes dents, soit même en ôtant, s'il le faut, quelqu'une des dents renouvelées.

S'il paraît que les nouvelles dents aient une place convenable, le dentiste alors ne touchera point la bouche, parce que les dents de lait tomberont d'elles-mêmes, ou, lorsqu'elles sont suffisamment ébranlées, la moindre personne et l'enfant lui-même pourront les ôter sans avoir besoin du dentiste; cependant il ne sera pas moins nécessaire que de temps en temps celui-ci visite la bouche du jeune homme, pour s'assurer de ce qui s'y passera; qu'il suive tous les changemens qui s'y feront, pour remédier aux accidens qui pourraient arriver pendant le renouvellement.

Malheureusement bien des mères de famille, par excès de tendresse ou de faiblesse, cèdent trop souvent aux pleurs et aux cris de leurs enfans, lorsqu'il s'agit de les amener chez le dentiste, pour leur épargner quelques souffrances momentanées, sans réfléchir que leur faiblesse leur en prépare de mille fois plus cuisantes pour l'avenir.

D'autres personnes, pour se dispenser de ces soins, allèguent l'exemple de quelques individus dont les dents sont très bien arrangées, sans que jamais, dans leur enfance, on y ait fait la moindre attention. Sans doute nous convenons que ce fait est vrai, et que toutes les fois que la mâchoire d'un enfant aura une étendue suffisante, et que les dents de lait ne nuiront pas à celles qui viennent les remplacer, on pourra jouir du même avantage. Mais pour un petit nombre de personnes chez qui la nature a tout fait, combien n'en voit-on pas d'autres qui, pour avoir négligé les soins du dentiste, ont les dents difformes et mal en ordre.

DE LA CARIE

Des Dents, et des moyens de la prévenir.

La dureté des dents semblerait devoir les rendre moins susceptibles des maladies qui attaquent particulièrement des corps osseux, surtout à cause de l'émail dont la nature s'est plue à les munir, ce qui, sans doute, sert à les fortifier. Mais, malgré cela, les dents sont, de tous les os du corps humain, les plus sujets à se corrompre.

L'émail ne les garantit point des impressions du froid et du chaud. Or, puisque tous les os à découvert et dénués de leur périoste se dessèchent et s'exfolient en très peu de temps, on ne doit pas être surpris que les dents qui, quoique revêtues d'émail, sont continuellement exposées à l'action de l'air et des alimens, soient si susceptibles de carie.

J'ai parlé de la nécessité d'arranger les dents, d'avoir soin qu'elles ne soient pas trop pressées, et de les mettre à l'aise pour empêcher qu'elles ne se gâtent, soit par l'engorgement du fluide qui y abonde, causé par une mauvaise organisation, soit par une très forte pression, quand elles se trouvent trop serrées les unes contre les autres.

La mauvaise organisation des dents, et les maladies qui y surviennent pendant qu'elles s'ossifient, doivent être regardées comme des causes de carie ; ce qui vient à l'appui de cette opinion, c'est que, lorsqu'une dent se gâte, la parallèle, du côté opposé, se gâte aussi presque toujours peu de temps après, dans le même endroit et dans la même symétrie. Cette espèce de sympathie peut se concevoir facilement, en réfléchissant que toutes les dents parallèles s'ossifient d'ordinaire ensemble et suivent les mêmes progrès ; elles sont par conséquent susceptibles des mêmes impressions intérieures et extérieures et des mêmes engorgemens: ainsi, pendant l'ossification, le principe de la maladie étant commun aux deux dents parallèles, le résultat doit être le même.

La carie provient encore d'une infinité d'autres causes internes et externes. Les causes internes les plus communes sont les excès de toute espèce, ainsi que toutes les passions capables d'altérer la digestion, d'aigrir, d'altérer la masse du sang, de produire des obstructions, d'interrompre les sécrétions et les excrétions, en un mot tout ce qui peut occasioner du désordre dans l'économie animale. Les causes externes sont en très petit nombre; les plus ordinaires sont les diverses impressions de l'air, l'usage d'alimens trop froids ou trop chauds, les différens efforts qu'on fait avec les dents, qui tendent à les affaiblir ou à les faire éclater, les vapeurs de l'estomac et des poumons, qui, en s'élevant, forment un limon funeste aux dents; le reste des alimens qui séjourne dans leurs interstices, qui s'y corrompt. D'autre part, les ingrédiens dont on use pour se conserver les dents leur sont quelquefois très contraires; il en est de même de quelques remèdes qu'on emploie pour calmer la douleur, remèdes qui, seuls, sont capables de gâter toutes les dents qu'ils touchent, ce qui fait voir combien il est important de ne point user de ces remèdes que l'on trouve partout affichés sous mille noms différens (œuvre du charlatanisme et de la publicité).

Moyen de prévenir la carie.

Toutes les personnes qui sont chargées de la conduite des enfans ne peuvent les accoutumer de trop bonne heure à se nettoyer tous les jours la bouche : c'est une pratique de propreté dont dépend le bon état des dents, et qui produit de grands biens. Tous ceux qui ont écrit sur les dents n'ont pas manqué de la prescrire : ainsi je pourrais me dispenser de répéter tout ce qu'ils ont dit; mais comme mon but est de rendre mon ouvrage utile à tout le monde, je ne dois rien négliger d'essentiel sur la matière que je traite, afin qu'au moins les personnes qui feront quelque usage de ma brochure ne soient point obligées de chercher ailleurs une instruction aussi simple qu'elle est nécessaire.

Il faut donc chaque jour en se levant commencer par se nettoyer la bouche, afin d'enlever le limon qui ordinairement se dépose sur les dents pendant le sommeil.

Le moyen le plus simple et le meilleur à employer est de se servir d'une brosse appropriée à cet usage, que l'on trempera dans un verre d'eau d'une température douce, c'est-à-dire ni froide ni chaude. L'eau seule ne suffit pas toujours pour enlever les parties grasses qui se trouvent déposées sur les dents : aussi on y ajoutera quelques gouttes d'élixir dentifrice que prescrivent ordinairement les dentistes. La propreté demande encore les mêmes soins après chaque repas. Cet usage, qu'il est facile de convertir en habitude, doit n'être jamais négligé.

Quelques personnes s'imaginent que l'usage de la brosse est nuisible et peut déchausser les dents : c'est une erreur, car rien de plus innocent; au contraire, c'est un usage indispensable et un des moyens les plus sûrs pour l'éviter, car les gencives ne se déchaussent jamais que par suite d'inflammation qui presque toujours est causée par la présence d'un limon tartreux qu'on laisse séjourner autour des dents, et qui, à mesure qu'il augmente, engorge et détruit les gencives en excitant chez elles une suppuration continuelle.

C'est alors que les dents se déchaussent et s'ébranlent. De plus, quand ce limon est acide, il pénètre et ronge la dent même. Enfin, le séjour du limon ôte la fraîcheur de la bouche et lui donne tôt ou tard une mauvaise odeur. D'autres personnes ont pour principe qu'il est dangereux de faire saigner les gencives, quand au contraire il n'existe de danger que quand on néglige de le faire, car, lorsqu'elles sont surchargées de sang, son séjour seul peut lui faire contracter un vice capable de gâter les dents, ou du moins de les déchausser et de les ébranler. Je regarde donc comme urgent de faire dégorger les gencives toutes les fois que le sang s'y trouve en trop grande abondance, et je recommande même d'user de préférence des brosses dures, opinion qui sans doute se trouve en contradiction avec la manière de voir de bien des personnes qui, à la vérité, n'ont pas été à même de se rendre compte de la validité de leur opinion, qui n'est basée que

2

sur ce qu'ils ont entendu dire : quant à moi, qui, par une longue expérience et par des exemples qui se renouvellent tous les jours dans ma clientèle, suis à même de voir les résultats de divers systèmes, je me crois autorisé et même obligé de faire connaître mon opinion.

Ainsi, je dis donc qu'il n'y à rien à craindre en employant une brosse dure; qu'au contraire il est utile de l'employer, et que le sang qu'elle peut faire évacuer des gencives est un bien salutaire qui les assainit et les affermit en les privant d'une surabondance de sang, tout en rétablissant la circulation par la friction.

Il faut également éviter d'employer indistinctement toutes les drogues que débitent les charlatans, tels que les opiats, les poudres de corail, les antiscorbutiques, balsamiques, et une foule d'autres, presque toujours sous le nom d'individus ou de certains docteurs célèbres qui n'ont jamais existé, et dont la célébrité ne se trouve réellement constatée que sur les affiches. Ces drogues ont ordinairement une foule de vertus, soit pour ôter la douleur des dents et les empêcher de se gâter ou de se déchausser, soit même pour faire recroître les gencives; mais en réalité leur principale vertu est de détruire immanquablement à la fin les unes et les autres. Les personnes prudentes ne devront se servir que des préservatifs et autres remèdes composés et appliqués par un bon dentiste connu et honorable.

Il y a également, pour éviter l'altération des dents, certaines précautions dont on ne peut trop inculquer l'usage, qui sont : de ne point s'exposer, en sortant d'un lieu chaud, à un air trop froid, sans se bien garnir la tête; de ne pas s'exposer non plus au serein; de ne pas dormir tête nue; d'éviter les vents coulis et les lieux humides et marécageux. Par cette attention, on évitera bien des fluxions dont la plupart proviennent de quelqu'une de ces causes.

Quand, malgré tous ces soins et le régime le plus exact, certaines personnes dont l'estomac ne fait qu'imparfaitement ses fonctions et dont la santé est fort chancelante, ont les dents en mauvais état ; ou lorsque, pour ne vouloir s'assujettir à aucun régime ni prendre la moindre précaution (ce qui est encore plus ordinaire), le désordre qu'on pouvait éviter s'y est mis, il n'y a plus qu'un moyen pour les conserver, c'est d'y faire apporter un prompt remède avant que la carie n'ait fait assez de progrès pour mettre à découvert le canal de la dent. Car pour peu qu'on néglige cette maladie, elle fait des progrès si rapides, qu'après avoir causé bien des maux, la dent périt souvent sans ressource. Si l'on pouvait en être quitte pour la perte d'une dent, on se trouverait trop heureux; mais souvent une dent gâtée gâte sa voisine, et le mal n'en reste pas là, il se communique de proche en proche : pour une dent qu'on a négligée, on s'expose à en perdre plusieurs. Je ne parle point des accidens qui peuvent s'ensuivre, des fluxions si douloureuses et quelquefois si opiniâtres, des abcès qui se forment dans la bouche, et qui percent en dehors, en laissant sur le visage des cicatrices ou des marques désagréables. On ne voit que trop de personnes ainsi défigurées par des dépôts que les dents cariées ont produits. Ce n'est là que la moindre partie du désordre que la carie des dents peut causer, lorsque la main du dentiste n'a point arrêté le mal dans sa naissance.

Lorsque les dents se gâtent de l'intérieur à l'extérieur, le malade ne s'en aperçoit ordinairement que lorsque le mal a pénétré jusqu'au canal de la dent, en s'annonçant cruellement par de violentes douleurs. On sent de là combien il est nécessaire de faire visiter sa bouche au moins deux ou trois fois par an, afin de s'assurer s'il n'y a pas quelque dent menacée de carie. Dans ce cas, on s'empressera de porter remède le plus tôt possible par tous les moyens que l'art permet d'employer. Il est toujours plus facile d'arrêter le mal dans ses progrès que de réparer le désordre quand il est fait, et plus facile de prévenir le mal que de le réparer.

On doit regarder l'extraction des dents comme le dernier remède à employer. On ne doit ôter les dents que dans le cas où l'extraction devient absolument nécessaire, après avoir mis en usage tous les remèdes et toutes les opérations qui peuvent en procurer la conservation. (L'art du dentiste ne consiste pas à extraire les dents, mais à les conserver.)

DU TARTRE.

Et de ses inconvéniens.

Les dents, malgré leur utilité si présente, si sensible, et d'une évidence dont chaque instant nous avertit, sont cependant très négligées. On les laisse communément aller au gré de la nature, sans faire la moindre attention aux inconvéniens sans nombre qui suivent ou accompagnent leur perte. Si l'on a quelquefois recours au dentiste, c'est presque toujours à la dernière extrémité, lorsqu'il n'y a plus de remède et qu'on ne peut plus les conserver, en sorte que, malgré lui, le dentiste est bien moins occupé de leur conservation que d'en délivrer promptement ceux qui les ont laissées périr. Le plus prompt effet de cette négligence est la formation du tartre, qu'on a autrement nommé chancre, parce qu'il ronge non seulement les gencives, mais encore les alvéoles et la membrane qui revêt les racines des dents : or, comme ce sont toutes ces parties qui les maintiennent fermes et solides, lorsqu'elles sont détruites conjointement ou séparément, les dents deviennent chancelantes et tombent bientôt, faute de soutien, si on néglige d'y apporter les soins convenables. Du reste, le tartre et le limon sont des signes de négligence et de malpropreté, qui annoncent un individu peu soigneux et paresseux.

Cette malpropreté ne sied ni aux hommes ni aux femmes ; il n'y a point de parure sans la propreté de la bouche : la bouche est le miroir de la santé, elle indique la netteté de toutes les parties du corps.

Le tartre se forme par couches du limon gras et visqueux qui s'attache dans les parties dures, telles que les dents , lorsqu'on néglige de l'enlever tous les matins. Ce limon provient de plusieurs causes : de certains alimens qui s'attachent et restent sur les dents; d'une salive viciée ou trop épaisse; des mauvaises digestions qui renvoient des fumées grossières, qui viennent aussi des poumons, de certaine pituite, des maladies, et même des remèdes dont on use. A mesure que ce limon se durcit, il se change en tartre. Il augmente peu à peu par de nouvelles couches qui se déposent sur la première, et il s'incruste et s'épaissit à tel point, qu'il devient aussi volumineux que les dents sur lesquelles il se trouve attaché. J'en ai ôté à quelques personnes, à la mâchoire inférieure, vers la langue, des morceaux aussi gros que des amandes.

On éviterait tout ce désordre , si chaque jour, le matin , on prenait le soin d'enlever avec une brosse le limon qui s'est attaché pendant la nuit sur les dents. Faute de cette attention sur soi-même, le tartre, une fois formé, s'accumule et couvre les dents d'une croûte qui non seulement les rend dégoûtantes, mais d'où s'exhale encore souvent une odeur fort désagréable.

Les dents de la mâchoire inférieure sont plus sujettes au tartre que celles de la mâchoire supérieure, surtout dans la face intérieure, où la salive séjourne le plus, et où la langue porte encore le limon. Lorsque quelque dent douloureuse empêche de manger d'un côté, l'inaction de la dent malade et de ses voisines fait que le tartre s'y amasse en grande quantité.

A un certain âge et dans la vieillesse, on est ordinairement plus sujet que dans la jeunesse à contracter du tartre. Il n'est pourtant point rare de voir aux jeunes gens des dents qui se couvrent de tartre, à mesure qu'elles sortent des gencives; mais alors il provient des dispositions et des vices de l'estomac.

Par quelque cause qu'il soit produit, dans quelque cas que ce corps étranger se soit accumulé sur les dents, il faut promptement l'enlever: autrement il fait sur les gencives une telle compression, qu'il empêche la circulation des liqueurs vitales, qui, par leur séjour, se corrompent et détruisent enfin tôt ou tard les gencives, les alvéoles et le périoste des racines.

En effet, à mesure que le tartre augmente de volume, il gagne de plus en plus les gencives, qui, par sa présence, s'engorgent et se gonflent peu à peu. Le sang ou lymphe séreuse qui les abreuve s'épanche par la rupture des vaisseaux. L'alvéole, dont la membrane est aussi gonflée, se dilate, et le fluide qui s'y répand y croupit. Ainsi tout se détruit à la fois : les gencives, auparavant fermes et solides, deviennent flasques, fongueuses et charnues ; les alvéoles s'amollissent aussi quelquefois, les dents deviennent douloureuses et branlantes. Cependant, tant que ces parties ne sont pas entièrement appauvries et détruites, en ôtant exactement le tartre et en évacuant le fluide dont les gencives et les alvéoles sont également submergées, on peut redonner de la solidité aux dents. Mais si l'on diffère trop, le tartre s'accroît tellement de jour en jour, qu'il n'y a plus moyen de sauver les dents, parce que tout ce qui les soutenait se trouve détruit sans ressource, ce qui fait qu'en ôtant alors ce corps étranger, on ne saurait empêcher les dents d'être douloureuses et de périr enfin, après avoir bien fait souffrir.

Les dents, ainsi déchaussées et déracinées par le tartre, non seulement sont difformes par le seul alongement, mais refusent même le service, quand elles n'ont pas conservé une solidité suffisante. Le plus souvent elles causent des fluxions qui forcent le malade à les faire ôter, et à ne pas attendre qu'elles tombent d'elles-mêmes.

Quelques personnes, après s'être fait nettoyer les dents, les voyant toutes déchaussées et branlantes par l'effet du tartre qui les a minées, croient qu'elles ne sont en cet état que pour y avoir fait toucher. Elles communiquent leur préjugé à d'autres, et l'erreur s'accrédite ainsi par tradition. Mais si ces personnes avaient eu plus de soin de leurs dents; si elles avaient appelé le dentiste avant que le tartre n'en eût détruit le soutien; si, après avoir fait ôter ce tartre, elles avaient eu l'attention d'empêcher qu'il ne s'en formât de nouveau, elles auraient conservé leurs dents.

Un autre préjugé non moins dangereux est de prétendre, comme on l'entend dire à quelques personnes, que, quand on a une fois fait toucher à ses dents, il faut sans cesse dans la suite avoir affaire au dentiste, parce qu'alors, disent-elles, les dents se salissent bien plus promptement qu'auparavant. C'est encore un préjugé aussi faux qui fait croire à beaucoup de gens que les seuls instrumens d'acier dont on se sert pour nettoyer les dents en ôtent l'émail et les ébranlent. Rien de tout cela n'est à craindre, lorsqu'on emploie un bon dentiste. Il ne faut qu'en attester l'expérience et le témoignage de tous ceux qui ont recours à nous tous les jours. Mais voici ce qui donne lieu à ces ridicules et très fausses imputations.

Bien des personnes, après avoir fait nettoyer

leurs dents, les laissent retomber, par leur négligence, dans le même état où elles étaient, et, sur
l'idée qu'il ne faut point y faire toucher si souvent, elles croient être quittes de tout soin, ce
qui fait qu'elles ne tardent pas à devenir encore
plus sales, plus chargées de tartre qu'auparavant.
On ne pense plus à ses dents que quand elles
commencent à refuser le service : c'est alors
qu'on ouvre les yeux et qu'on revient au dentiste, pour exiger souvent de son art les secours
qu'il ne peut plus donner, parce qu'on les a de-
mandés trop tard, et que les meilleurs remèdes
ne font pas à beaucoup près l'effet qu'auraient
pu faire les moindres remèdes employés à temps.

L'exemple est encore ici fort contagieux. On
voit beaucoup de gens qui se piquent de négliger
leurs dents, parce qu'ils se fient sur leur bonne
qualité et qu'ils ne pensent pas qu'elles puissent
jamais leur manquer. Cette confiance, à la vérité,
réussit à quelques personnes, qui, sans rien faire
à leurs dents, les conservent assez longtemps
saines et solides. Mais c'est une dérision que d'at-
tribuer la durée de ces mêmes dents au peu de
soin qu'on en a. Elle n'est due qu'à la bonté du
tempérament du sujet et à la bonne conforma-
tion des dents, des gencives et des alvéoles qui se
conservent ainsi naturellement d'elles-mêmes. Il
est pourtant rare qu'à la fin on ne soit pas la dupe
de sa négligence. La plupart de ces dents si
fortes manquent tout-à-coup et périssent dans le

temps qu'on s'y attend le moins. Mais, pour un petit nombre de personnes qui semblent privilégiées à cet égard, combien en est-il qui ne parviennent à conserver leurs dents que par une grande attention, et qui seraient avant trente ans privées de cet utile ornement, sans le soin particulier qu'elles en ont. C'est par l'effet de ces bons soins que des dents faibles et délicates, qui, négligées, auraient été bientôt détruites, se maintiennent jnsque dans un âge avancé, et subsistent quelquefois plus longtemps que les dents de la meilleure qualité, abandonnées à la nature.

On voit tous les jours des personnes qui prétendent être fort soigneuses de leurs dents, et qui pourtant n'empêchent pas le tartre de s'y amasser; tous les soins dont ces personnes se piquent se bornent à se rincer la bouche sans autre régime, sans s'inquiéter du limon qui, par succession de temps, forme un corps tartreux capable d'ébranler et de déchausser les dents. Non seulement il faut faire nettoyer ses dents, mais encore, après l'opération, il faut les soigner comme auparavant, car, si on les néglige, cette opération devient inutile. Au contraire, si, après avoir fait bien nettoyer ses dents, on était exact à les soigner, on les maintiendrait toute sa vie en bon état, sans qu'il s'y formât de tartre, et alors il ne serait plus besoin d'avoir recours aux instrumens si redoutés de la plupart de ceux qui, par leur négligence, en rendent l'usage inévitable.

D'autres personnes aussi laissent perdre leurs dents par préjugé et par crainte des instrumens. Ceux qui croient que les instrumens du dentiste altèrent et emportent l'émail des dents sont manifestement dans l'erreur. L'acier n'enlève que le tartre et n'intéresse point la dent, sur laquelle il ne fait que glisser. A l'égard de l'ébranlement que l'on craint en faisant nettoyer ses dents, lorsqu'on a affaire à un habile dentiste, on ne court pas le moindre risque; d'ailleurs quand même les dents auraient été ébranlées par quelque maladroit, si les gencives et alvéoles sont saines, deux fois vingt-quatre heures après, elles auront repris leur solidité. Il y en a mille exemples et mille preuves. Tous les jours, les dentistes, dans leur clientèle, déplacent des dents pour les redresser ou pour leur faire prendre une autre direction, et pratiquent d'autres opérations qui ne peuvent s'effectuer sans l'ébranlement des dents, et toutes ces dents luxées, déplacées, ébranlées, se consolident et reprennent leur consistance. Rien donc de plus faux que le préjugé sur lequel on fonde l'éloignement qu'on a pour se faire nettoyer les dents. On craint de les ébranler en faisant enlever le tartre qui détruit entièrement leur soutien et les fait tomber sans ressource, et on ne craint point le séjour de ce même tartre qui seul est à craindre.

Voilà les préjugés populaires dont les charlatans savent profiter pour débiter leurs drogues.

Tous les jours ils inventent de nouveaux remèdes dont l'effet ordinaire (suivant leurs pro-
messes) est de rendre inutile tout l'art des dentistes. Celui-ci vente une poudre merveilleuse,
cet autre a découvert un prétendu élixir qui a la
vertu de régénérer, qui fait renaître l'émail sur
les dents, recroître les gencives, et qui raffermit
les dents chancelantes. Or c'est à peu près la même
chose que si on promettait à un homme à qui il
manque un doigt ou un bras de lui en faire recroître un autre. En effet, quand les gencives sont
détruites, que la racine est presque à nu et sans
soutien, comment concevoir que ces parties, qui
sont entièrement consumées , reviendront cou-
vrir la même racine, et consolider la dent chancelante. L'art peut arrêter le mal dans son progrès, mais ne peut recréer ce qui est détruit.
Lorsqu'il n'y a que les gencives de malades , et
que les alvéoles, non plus que la membrane qui
les tapisse, ne sont pas détruits, ou du moins
qu'ils ne le sont qu'en partie, en faisant cesser la
cause du mal, on peut en faire cesser l'effet.
Ainsi telles dents qui étaient branlantes deviennent quelquefois fermes et solides par un traite-
ment bien entendu.

Je ne dis pas pour cela qu'il n'y a pas de remèdes propres à fortifier les gencives et à les
préserver de bien des maladies; au contraire, il y
a des remèdes et des élixirs que moi-même je recommande et dont l'expérience atteste tous les

jours les qualités. — Mais la bonté de ces remèdes veut être secondée par les soins et par la main du dentiste: il faut toujours ôter le vice local, tel que le tartre et tel que le sang superflu qui engorge et fait affaisser les gencives. Sans ces opérations préalables, les meilleurs élixirs, ou tout autre topique, de quelque nature qu'il puisse être, ne produira que très peu d'effet, et nuira au contraire à proportion de la confiance ou de la sécurité que nous inspirera leur usage.

Je pense que tout ce que j'ai dit est plus que suffisant pour démontrer que le meilleur moyen de conserver les dents est de les soigner avec exactitude, de les maintenir dans le plus grand état de propreté possible. Je terminerai donc en disant quelques mots sur les dents artificielles.

DENTS ARTIFICIELLES.

Lorsque, faute de précaution et de soins, ou bien même par cause de mauvaise constitution, on vient à perdre une ou plusieurs dents, on se trouve obligé d'avoir recours aux dents artificielles, afin d'éviter les nombreux inconvéniens qui en résultent. C'est alors qu'il est plus important que jamais de s'adresser à un dentiste habile pour les remplacer, car des moyens dont on se sert pour remplacer la première dent perdue dépend le salut des autres.

Il ne suffit pas de remplacer une dent, il faut encore le faire sans que ce soit nuisible à l'organisation de la bouche. Autant une dent bien posée selon les règles de l'art est avantageuse, autant une autre mal exécutée serait nuisible, et entraînerait infailliblement la perte des autres dents. La perte des dents occasionne tant de gêne et d'inconvéniens, que c'est pour ainsi dire, surtout pour les gens du monde, une nécessité que de les faire remplacer. De tout temps, les dentistes les plus célèbres se sont appliqués à perfectionner l'art d'établir les dents artificielles.

L'os, l'ivoire, la dent de cheval de mer et les dents humaines, ont été successivement employés à cet effet; mais ces diverses substances organiques, exposées à l'action permanente de la salive et des autres fluides, sont susceptibles de changer de couleur, de noircir, et avec le temps sont attaquées de corruption. Aussi ces inconvéniens donnèrent-ils l'idée de fabriquer des dents avec des matières incorruptibles. Déjà depuis longtemps on est parvenu à fabriquer les dents artificielles incorruptibles, en cherchant à se rapprocher de la nature autant que possible.

Depuis Fonzi, célèbre chirurgien-dentiste, qui réellement est le premier qui a perfectionné et appliqué avantageusement les dents incorruptibles à la confection de pièces artificielles, plusieurs dentistes ont apporté de grandes améliorations. Cependant toutes les dents qui ont été fabriquées jusque aujourd'hui laissent encore à désirer sous le rapport de l'imitation avec la nature : aussi de jour en jour la fabrication s'améliore, et les gens de l'art qui ont reconnu les nombreux avantages qu'elle procure s'appliquent-ils de plus en plus à les perfectionner.

Les dents incorruptibles présentent tant d'avantage sur les dents humaines et autres substances, qu'elles doivent être incontestablement préférées; seulement, elles exigent beaucoup plus de soins et de talent de la part du dentiste, pour être employées.